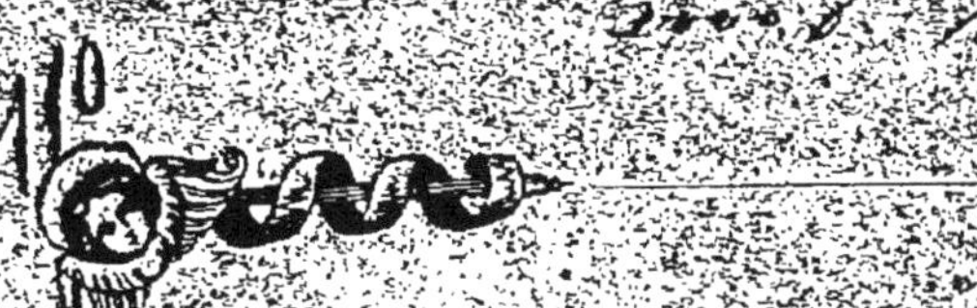

AUX

Représentants de la Nation.

RÉFORME

POUR LA MÉDECINE,

Par le Docteur F. PERRUSSEL,

Disciple de Hahneman;

MEMBRE DE PLUSIEURS SOCIÉTÉS SAVANTES, ET DÉCORÉ D'UNE MÉDAILLE D'HONNEUR POUR SES SERVICES, AU CHOLÉRA DE MARSEILLE, EN 1835.

« La République de 1792 a détruit l'ordre ancien, la République de 1848 doit constituer un ordre nouveau. »
(La Démocratie Pacifique.)

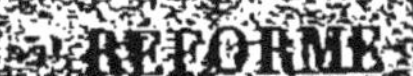

TROISIÈME ÉDITION

DE L'OUVRAGE.

NANTES

Imprimerie de Charles GAULMARD, rue de Gueranne, 2.

1848.

JOURNAUX HOMŒOPATHIQUES

Publiés en France

Chez Baillière, Libraire.

PARIS.   *Bulletin de la Société Homœopathique* ; tous les mois une livraison, rédigé par une Société de Médecins.

PARIS.   *Journal de la Société Hahnemannienne* ; un numéro tous les mois, rédigé par une Société de Médecins.

BORDEAUX. *La Gazette Homœopathique de Bordeaux* ; un numéro par mois, dirigée par le docteur L. MARCHANT.

MARSEILLE. *Revue Homœopathique du Midi* ; journal mensuel ..... dirigé par le docteur CHANCY.

Citoyens Représentants,

La France vient d'être témoin pour la dernière fois, nous l'espérons, d'un de ces cataclysmes comme Dieu en permet quelquefois, qui est venu renverser de fond en comble l'édifice social, dont la base, assise sur des institutions incomplètes, devait crouler tôt ou tard sous le vent de la justice et du progrès.

Le peuple grandit à mesure qu'il avance dans le temps, et l'heure de sa réhabilitation comme de sa souveraineté, ne pouvait tarder à sonner au cadran des destinées de l'humanité.

Mais, si les réformes doivent amener le triomphe de la vérité et le salut des peuples, par l'inauguration d'institutions sociales nouvelles, il faut pour cela qu'elles pénètrent partout et qu'elles portent le flambeau de leurs lumières, sur les sciences et les doctrines qu'un despotisme obscurantiste opprime encore.

Notre glorieuse révolution de 89, digne fille de l'Encyclopédie du XVIIIe siècle, ne se contenta pas de démolir: elle travailla, autant que les circonstances le lui permirent, à l'édifice nouveau, et les sciences trouvèrent dans ses représentants de sages et zélés protecteurs; c'est ainsi que, du milieu des tempêtes de la Convention, sortit, sous l'instigation de Lakanal, un décret qui créa douze chaires à Paris, rouvrit le *muséum* dont elle confiait la réorganisation au jeune Geoffroy Saint-Hilaire, sous la direction du grand Cuvier, et permettait aussi aux DAUBENTON, LACÉPÈDE, HAUY, FOURCROY, etc., de donner à la France le rang que les sciences lui préparaient à la tête des nations.

1848

Nous n'essaierons pas d'énumérer ici les services rendus par nos pères dans ces temps de crises et d'orages, mais nous insisterons seulement sur ce vœu que nous formulons ici avec énergie : c'est qu'il faut que la révolution de 1848 achève l'œuvre commencée par sa sœur de 89.

Or, au milieu des institutions qui vont être élaborées et sanctionnées par l'Assemblée Nationale, sous l'égide des lois qui établissent les relations, les droits entre les citoyens et les peuples, il est une découverte qui, nous le croyons, les DOMINE toutes : celle qui s'occupe de l'art divin chargé par la science de guérir l'humanité des maux qui la déciment si rapidement : nous voulons parler de la MÉDECINE.

L'art de guérir, depuis Hippocrate jusqu'à nos jours, a subi bien des modifications diverses, et la difficulté d'arriver à un système positif avait fait regarder cet art comme voué à des conjectures perpétuelles.

Cependant le vœu formulé tant de fois par les *Haller, Shovil-que, Bordeu, Bichat* etc., s'est enfin réalisé, et un savant du premier ordre a découvert la loi qui doit présider au dogme scientifique de l'art de guérir.

Formulée et jetée au monde dans un immortel ouvrage : l'*Organon*, cette loi a été constituée avec ses corollaires, en une doctrine qui est regardée aujourd'hui, après 50 ans d'expérience, comme la réforme la plus complète de la médecine.

Introduite en France par notre vénérable maître et ami, le docteur DES GUIDI, cette découverte s'est propagée, depuis 1832, dans toutes les villes de France, a passé la Manche pour envahir l'Angleterre, l'Ecosse et l'Irlande ; l'Espagne lui a ouvert ses portes ; l'Italie, la Belgique, le Nouveau-Monde la proclament partout comme souveraine et lui érigent en tout lieu des établissements pour ses malades et des chaires pour l'enseignement.

Si la France est restée seule en arrière de ce beau mouvement, c'est qu'elle attendait, sans doute, qu'une heure plus propice lui permît de donner un libre cours à sa haute justice.

Déjà de nombreux médecins, dévoués corps et âme depuis seize ans à la propagation active de cette médecine, dans notre beau pays, ont subi avec courage, et sans se détourner de leur ligne droite, les déceptions, les injustices, les calomnies dont on abreuve les innovations; forts de leurs droits, de leurs convictions et de la sainteté de leur cause, ils attendaient que leurs travaux, ceux de leurs aînés d'Allemagne les eussent assez éclairés, pour demander aux représentants de la justice et de la vérité, dans une grande nation, le *droit d'examen*, qu'on leur a toujours refusé, et le jugement qu'on doit porter, sur une découverte qui intéresse à un si haut point l'humanité entière.

Ce n'est point du reste une démarche inconsidérée que nous faisons en ce moment auprès du pouvoir; nos vœux sont sacrés et ont pour sanction légitime l'exemple de ce qui se passe sur le globe, puisque des hôpitaux homœopathiques existent déjà et peuvent offrir les preuves des services incomparables qu'ils rendent; savoir:

HOPITAUX HOMŒOPATIQUES.

1 à Vienne, dirigé par le docteur Fleishmam.

2 à Linz, par le docteur Reiss.

3 à Kremsier, par le docteur Schweitzer.

4 à Leipsick, par les docteurs Hartmann et Müller.

5 à Londres, par le docteur Curie.

6 à Gims (Hongrie), par le docteur Bless.

7 à Gyœngyœos (Hongrie), par le docteur Horner.

8 à Nice, par le docteur Granetti.

9 à Thoissey (France), par le docteur Gastier.

10 à Padoue, par le docteur Lamprecht.

11 à Rio-Janeiro, par le docteur Mure.

12 à Bobaï (gouvern de Russie), par le docteur Gastfreund.

Dans beaucoup d'autres contrées se trouvent aussi des dispensaires, où sont traités gratuitement des milliers de malades, et sur lesquels le gouvernement de la République peut avoir facilement des renseignements authentiques.

Nous croyons donc que l'heure de décision suprême est arrivée aussi pour cette vérité, et qu'il est urgent même d'ordonner une enquête, pour arriver à la recherche des faits qui lui sont favorables. Nous n'anticiperons donc pas sur le travail dont nous avons soumis à l'Assemblée un certain nombre d'exemplaires, travail qui n'a pas été fait pour elle d'abord, mais que nous avons jugé apte à la convaincre.

Nous ajouterons seulement, en thèse générale, pour ceux qui n'auraient pas le temps de méditer sérieusement notre brochure, qu'il a été reconnu, par des statistiques exactes, que la supériorité de la découverte a été rigoureusement constatée.

Dans le choléra, savoir :

Mortalité de 25 à 30 pour 100 par l'Homœopathie

    id.   de 50 à 70, 80 pour 100 par les autres médecines.

Dans les fièvres typhoïdes :

Mortalité de 5 à 7 pour 100 par l'Homœopahie.

    id.   de 25 à 35 pour 100 par les autres médecines.

Dans les maladies aiguës, fluxions de poitrine, fièvres cérébrales, etc., savoir

Malades traités sans saignées ni sangsues, par les méthodes de Brown et Rosori :

Mortalité de 15 pour 100.

Malades traités par les évacuations de sang :

Mortalité de 30 pour 100.

Malades traités sans saignées ni sangsues, par l'Homœopathie.
Mortalité de 5 pour 100 (1).

Si on veut maintenant ajouter à cette différence immense entre notre doctrine médicale et les autres, celle qui résulte de l'économie incomparable dans l'administration des remèdes, on aura une idée à peu près juste des avantages incalculables qu'offre à l'humanité la découverte de HAHNEMANN, avantages qu'il importe de rechercher, d'établir et de glorifier, et que nous allons, en terminant, constater par la lettre suivante dont on pourra vérifier facilement aussi l'authenticité.

« Monsieur le rédacteur,

» Nous avons vu le numéro de votre journal du 11 novembre dernier, dans lequel a été inséré un article signé de M. Carteron, médecin à Mâcon, intitulé : *Réponse à M. G., médecin soi-disant homœopathe.*

» M. Gastier, auquel s'adresse cette réponse, est médecin de l'hôpital de Thoissey, que nous avons l'honneur d'administrer, et nous n'avons pas été médiocrement surpris de nous voir mis en scène dans cet article.

» Désabusés des *sornettes* de M. Gastier, s'il faut en croire M. Carteron, *nous lui aurions interdit* de pratiquer telle méthode curative dans notre hôpital, à quoi M. Gastier aurait répondu « Puisque vous m'interdisez Hahnemann, je » vais suivre Hippocrate. »

» Les administrateurs des hospices ont été établis pour régir les biens et revenus de ces établissements, pour veiller à leur bonne tenue, et à ce que chaque personne qui y est employée

(1) Ces notes statistiques sont extraites de l'ouvrage consciencieusement écrit de notre honorable ami le docteur Ginestet : *La vieille Médecine et ses dangers.*

fasse exactement son service, *mais non pour diriger les médecins dans la pratique de leur art*, auquel les administrateurs sont complètement étrangers par leurs études.

» Il serait donc tout au moins fort ridicule de notre part, que nous nous fussions permis d'interdir au médecin de notre hôpital un moyen pratique quelconque de l'art de guérir, qu'il croit bon et juge à propos d'employer.

» La médecine est un art libéral, et en même temps parfaitement libre dans son application. Jamais, et c'est ce qui prouve la considération dont il jouit, jamais, dans aucun pays, dans aucun temps, sous aucun régime, les pouvoirs publics les plus absolus ne se sont avisés d'interdire et de prescrire aux médecins tel ou tel mode de traitement, et de prononcer entre telle ou telle des doctrines médicales opposées entre elles, que l'on a vu se succéder ou régner simultanément, se disputant la priorité et la confiance publique.

» Personne n'ignore cependant que lorsque Hippocrate avait dit *oui*, Galien disait *non*.

» Entre les doctrines de ces deux hommes célèbres, de quel côté sont les *sornettes* (pour nous servir d'une expression fournie par M. Carteron)? Voilà une question qui, avant toute autre semblable, méritait la priorité dans un congrès médical, ne fût-ce que parce qu'elle attend une solution depuis plus de vingt siècles.

» En démentant formellement le fait que, par une erreur impossible à expliquer, M. Carteron a avancé dans son écrit, nous déclarons que, lors même que nous eussions eu le droit qu'il suppose, *nous n'aurions été nullement disposés à en user.* Nos registres attestent en effet que, depuis plus de dix ans où remonte l'entrée en fonction de M. Gastier, le nombre des décès, relativement au nombre des malades admis à l'hospice, a été MOINDRE qu'auparavant; que les dépenses en remèdes, en frais de pharmacie ont été presque NULLES, et

que le service, devenu plus *simple* et plus *facile*, a été sensi-
blement ALLÉGÉ.

» Votre impartialité, M. le Rédacteur, nous dispense de vous
rappeler nos droits à l'insertion de cette réclamation, et nous
osons y compter.

» Veuillez agréer, etc.

» *Les Administrateurs de l'Hospice de Thoissey* (Ain) :

MARGAT, *maire*, président ; CHALLAND, *adjoint*,
LOBBIN, *membre du conseil général* ; DUGREST,
curé; BILLION aîné ; AILLAUD.

» Thoissey, le 2 janvier 1846. »

Nous ne dirons plus qu'un mot en terminant : c'est qu'au
milieu des vœux et des encouragements qu'on adresse à l'agri-
culture, pour l'amélioration des races *chevaline* et *bovine*, etc.,
on nous permettra de trouver presque barbare l'exclusion
qu'on semblerait faire, au moment où il s'agit de la réhabilitation des droits de l'homme, l'oubli qu'on paraîtrait perpétuer,
de l'amélioration désirée, nécessaire de la *race humaine*, la race
par excellence, et celle qui, sous tous les rapports, mérite de
fixer l'attention et la science des représentants de la République
Française.

Nous savons très-bien qu'il n'est donné à aucun pouvoir en
ce monde, de décréter de son plein droit, la valeur, la supériorité de telle ou telle doctrine médicale ; nous avons trop le
sentiment du juste et des convenances scientifiques, pour
appeler le gouvernement sur un pareil terrain ; mais nous
savons aussi qu'il peut prendre, en fait *d'examen*, *d'enquête*,
d'étude, TOUTE INITIATIVE, et c'est à ce titre que nous l'implo-
rons au nom de la science et de l'humanité.

Nous venons donc, en notre nom, comme ancien élève de
Samuel Hahnemann et du docteur Des Guidi, comme un des

plus anciens homœopathes de France, et comme membre de nos sociétés médicales, joindre notre voix à celle plus puissante et plus digne de la Société Homœopathique de Paris, pour obtenir justice, c'est-à-dire un *examen sérieux* sur notre doctrine et un jugement qui lui permette d'entrer dans l'Université, dans les hospices et dans l'enseignement.

Citoyens Représentants, vous êtes appelés à décréter pour la première nation du monde, une CHARTE-MODÈLE, qui lui permettra de faire prospérer dans son sein, des institutions vraiment chrétiennes et démocratiques qui entraîneront et dirigeront l'humanité dans la voie des destinées heureuses qui lui appartiennent... Ce rôle est beau, est sublime, Citoyens, soyez-donc à sa hauteur et montrez-vous aussi équitables que vous avez été courageux, aussi intègres que vous êtes dévoués; ne privez-pas par un *Veto* qui serait barbare, du bienfait de la Réforme, une doctrine égarée depuis 3,000 ans dans les ténèbres de l'erreur, ballottée chaque siècle de système en système, que de nombreux savants ont cherché à éclairer, à enrichir de leurs nobles travaux, il est vrai sans trop réussir, mais qu'il a été donné à un des plus grands génies modernes, de sortir enfin de l'obscurité, en découvrant la loi-vérité qui constitue sa science.

Soyez donc, généreux citoyens, les LA ROCHEFOUCAULT de cette nouvelle Vaccine; accordez toute votre attention aux mémoires, aux pétitions qui vous seront présentés sur une cause aussi sainte, et l'humanité reconnaissante bénira vos noms, à l'égal de ceux de ses plus grands bienfaiteurs.

D. F. PERRUSSEL.

Nantes, 17 Mai 1848.

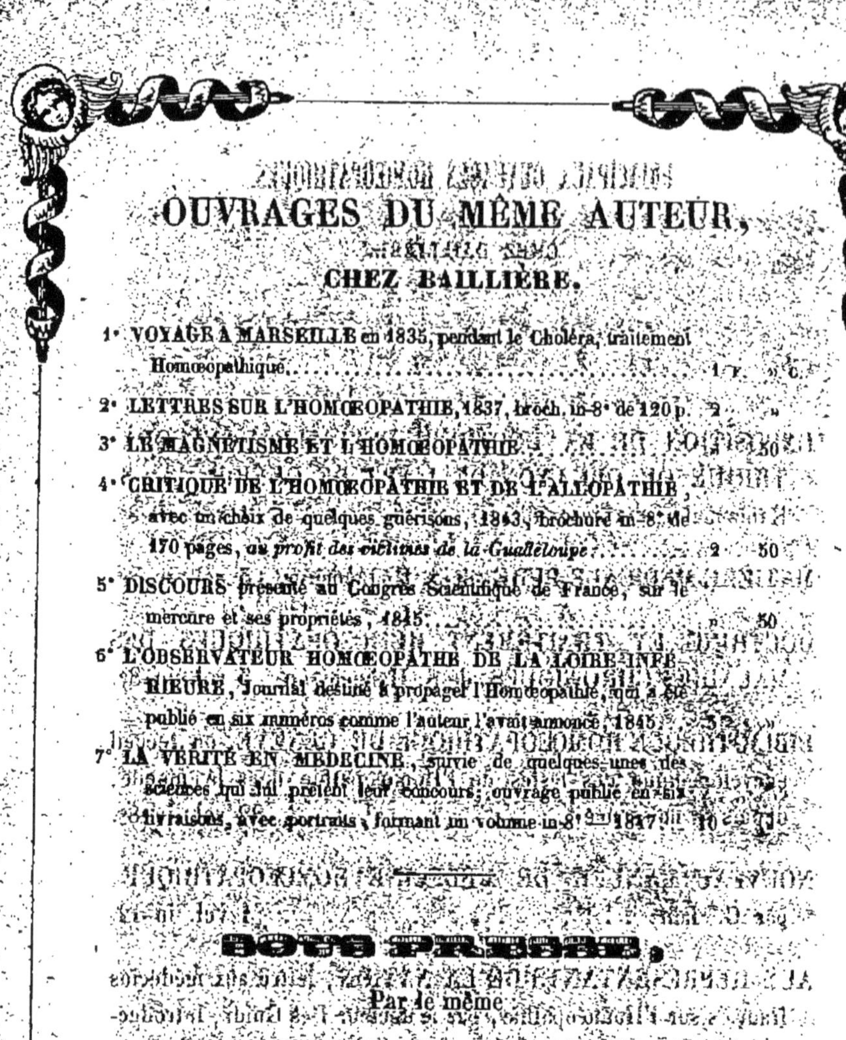

OUVRAGES DU MÊME AUTEUR,
CHEZ BAILLIÈRE.

1° VOYAGE A MARSEILLE en 1835, pendant le Choléra, traitement Homœopathique . . . . 1 f. » c.

2° LETTRES SUR L'HOMŒOPATHIE, 1837, broch. in-8° de 120 p. 2 »

3° LE MAGNÉTISME ET L'HOMŒOPATHIE 50

4° CRITIQUE DE L'HOMŒOPATHIE ET DE L'ALLOPATHIE, avec un choix de quelques guérisons, 1843, brochure in-8° de 170 pages, au profit des victimes de la Guadeloupe 2 50

5° DISCOURS présenté au Congrès Scientifique de France, sur le mercure et ses propriétés, 1845. 50

6° L'OBSERVATEUR HOMŒOPATHE DE LA LOIRE-INFÉRIEURE, Journal destiné à propager l'Homœopathie, qui a été publié en six numéros comme l'auteur l'avait annoncé, 1845 . . 3 »

7° LA VÉRITÉ EN MÉDECINE, suivie de quelques-unes des sciences qui lui prêtent leur concours, ouvrage publié en six livraisons, avec portraits, formant un volume in-8° 1847 . . 10

SOUS PRESSE,
Par le même

CONSIDÉRATIONS
SUR
L'ESPRIT PHILOSOPHIQUE ET PRATIQUE DE L'HOMŒOPATHIE
ET SUR
L'ORGANISATION NOUVELLE
D'UNE SOCIÉTÉ DE MÉDECINE

Brochure in-8° (extraite de la *Revue homœopathique du Midi*).